BEI GRIN MACHT SICH IHR WISSEN BEZAHLT

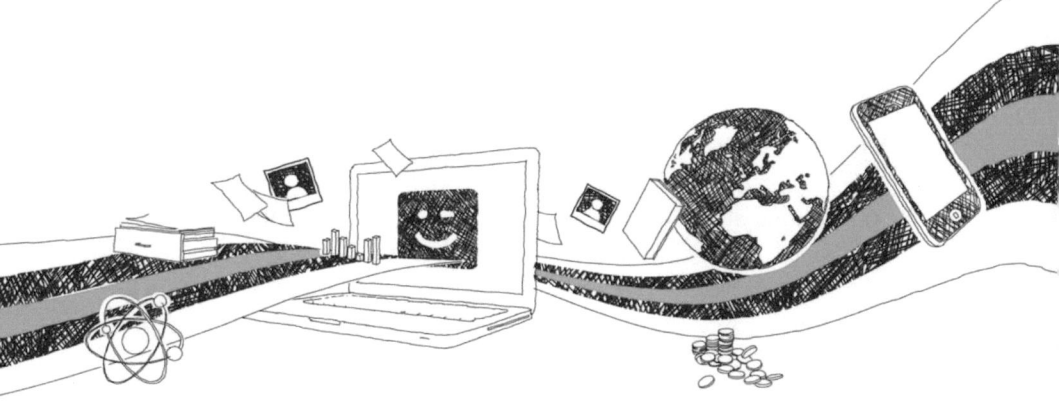

- Wir veröffentlichen Ihre Hausarbeit,
  Bachelor- und Masterarbeit

- Ihr eigenes eBook und Buch -
  weltweit in allen wichtigen Shops

- Verdienen Sie an jedem Verkauf

**Jetzt bei www.GRIN.com hochladen
und kostenlos publizieren**

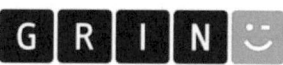

Bibliografische Information der Deutschen Nationalbibliothek:

Die Deutsche Bibliothek verzeichnet diese Publikation in der Deutschen National-bibliografie; detaillierte bibliografische Daten sind im Internet über http://dnb.d-nb.de/ abrufbar.

Impressum:

Copyright © 2011 GRIN Verlag, Open Publishing GmbH
Druck und Bindung: Books on Demand GmbH, Norderstedt Germany
ISBN: 978-3-668-15873-3

Dieses Buch bei GRIN:

http://www.grin.com/de/e-book/316957/endokrinologie-ein-kurzer-ueberblick-ueber-das-hypothalamus-hypophysen

Saskia Helm

Endokrinologie. Ein kurzer Überblick über das Hypothalamus-Hypophysen System

GRIN Verlag

GRIN - Your knowledge has value

Der GRIN Verlag publiziert seit 1998 wissenschaftliche Arbeiten von Studenten, Hochschullehrern und anderen Akademikern als eBook und gedrucktes Buch. Die Verlagswebsite www.grin.com ist die ideale Plattform zur Veröffentlichung von Hausarbeiten, Abschlussarbeiten, wissenschaftlichen Aufsätzen, Dissertationen und Fachbüchern.

Besuchen Sie uns im Internet:

http://www.grin.com/

http://www.facebook.com/grincom

http://www.twitter.com/grin_com

Humboldt-Universität zu Berlin
Institut für Sportwissenschaften
HS Biochemie und Physiologie körperlicher Aktivität
Datum: 19.01.2011
VerfasserIn: Saskia Helm

Endokrinologie

Das Hypothalamus-Hypophysen System

Gliederung

1 Das Hypothalamus-Hypophysen System - Eine Hormonhierarchie

Hildebrandt (1994, S. 399) definiert, dass „Die Endokrinologie [...] die Lehre von der Funktion endokriner (ins Blut absondernd) Drüsen und Hormone [ist]. Das Hypothalamus-Hypophysen System stellt hierbei die bedeutendste Schnittstelle zwischen dem zentralen Nervensystem und dem endokrinen System dar. Hypothalamus und Hypophyse bilden in dieser Konstellation eine gemeinsame funktionelle Einheit, die der Regulation des hormonellen Systems dient. De Marées (2002, S. 87) betitelt die Interaktion zwischen dem Nervensystem und dem endokrinen System als neuroendokrine Regulation.

„Das Hormonsystem ist hierarchisch aufgebaut" (Kleine und Rossmanith, 2007, S. 121). Der Hypothalamus steuert hierbei als oberste vermittelnde Instanz zwischen dem Nerven- und Hormonsystem (Kreutzig, 2006, S. 207) über das vegetative Nervensystem und über die Regulation glandotroper Hormone aus der Hypophyse, welche durch die Ausschüttung hypophyseotroper Hormone (hypothalamische Mediatoren, Liberine und Statine) stimuliert werden, periphere Hormone. Damit garantiert der Hypothalamus die Anpassung der hormonregulierten Funktionen peripherer Erfolgsorgane an das jeweilige Verhalten des Organismus. Der Hypothalamus kann aufgrund dieser Funktion „als wichtige Umschaltstation betrachten [werden], in der nervöse Reize in hormonale Impulse verwandelt werden Faber und Haid, 1995. S.123)". Diese Hormonhierarchie wird u.a. durch mehrere positive bzw. negative Feedbackschritte ausgehend von der Effektorhormonkonzentration reguliert. Im Folgenden sollen diese Sachverhalte näher eingegangen werden.

2 Hypothalamus

„Als Hypothalamus bezeichnet man die basalen Teile des Zwischenhirns" (Faber und Haid, 1995. S.123), die über den Hypophysenstiel mit der Hypophyse verbunden sind. Diese, nur Kirschkern große Hormondrüse, hängt wie ein Tropfen unterhalb des Hypothalamus. Die anatomische Besonderheit des Hypothalamus liegt in den so genannten Kernen (lateinisch: nucleus), in denen funktionell gleiche neurosekretorische Zellen versammelt sind (Kreutzig, 2007, S.122)[1]. Dies bedeutet, dass unterschiedliche Kerne verschiedene Aufgaben der Hormonsteuerung übernehmen und damit die neurosekretorischen Zellen dieser Areale entsprechend funktional differenzierte hypophyseotrope Hormone sezernieren.

Die Existenz neurosekretorischen Zellen ist charakteristisch für den Hypothalamus. Im Gegensatz zu anderen Nervenzellen haben sie die Möglichkeit durch Axone die keine Synapsen bilden, sondern frei in der Eminentia mediana bzw. im Hypophysenhinterlassen enden, Hormone direkt ins Blut abzugeben (Faber und Haid, 1995. S.123). Als Eminentia mediana wird die gefäßreiche Region im Bereich des Hypophysenstiels an der Basis des Hypothalamus bezeichnet, der aus Blutgefäße mit fensterartigen Öffnungen besteht, sodass die Hormone aus den neurosekretorische Zellen in den Blutstrom gelangen können. In diesem Bereich ist die Blut-Hirn-Schranke, als selektiv durchlässige Schranke zwischen Blut und Hirnsubstanz, durch die der Stoffaustausch mit dem ZNS einer aktiven Kontrolle unterliegt" (Hildebrandt, 1994, S. 201) nicht vorhanden.

2.1 parvizelluläres Kerngebiet

Im Hypothalamus können zwei verschiedene Kerngebiete (Vgl. Kreutzig, 2007, S.207) auf neuronale Reize reagieren: In den neurosekretorischen Zellen des parvizellulären Kerngebietes werden Reize aus dem Organismus neuronal verarbeitet, die zur Hormonausschüttung von hypophyseotrope Hormonen führen. Diese werden aufgegliedert in Releasing-Hormone (RH; Liberine), welche die untergeordnete Hormonproduktion und -ausschüttung glandotroper Hormone in der Hypophyse anregt, sowie in Inhibiting-Hormone (IH, Statine), welche diese hemmt. Bei den Hypothalamushormonen handelt es sich durchweg um relativ kurzkettige Polypeptide, von denen acht verschiedene identifiziert werden konnten (Faber und Haid, 1995. S.124 f):

☑ Das CRH, das Corticotropin-Releasinghormon, stimuliert die Hypophyse zur Ausschüttung von ACTH (Adrenocorticotropes Hormon).

☑ Das TRH, das Thyreotropin-Releasinghormon, regt den Hypophysenvorderlappen zur Ausschüttung von TSH (Thyroidea-stimulierendes Hormon) an, wodurch wiederum in der Schilddrüse die Abgabe von T3 und T4 ins Blut gefördert wird.

---

[1] Die einzelnen nuclei des Hypothalamus sind bei Kreutzig, 2007 auf S. 123 nachzulesen.

☑ Das Gn-RH, das Gonadoliberin, regt die Hypophyse zur Ausschüttung von den Sexualhormonen FSH und LH an.

☑ Das GH-RH, das Growth Hormone-Releasinghormon regt die Ausschüttung des Wachstumshormons an, währenddessen das GH-IH, das Growth Hormone-Inhibitinghormon (Somatostatin) diese Ausschüttung hemmt.

☑ Ebenso stimuliert das PRL-RH, das Prolaktin-Releasinghormon (Prolaktoliberin), den Hypophysenvorderlappen zur Ausschüttung von Prolaktin, während das PRL-IH, das Prolaktin-Inhibitinghormon (Prolaktostatin), die Prolaktinausschüttung hemmt.

☑ In ähnlicher Weise bewirkt das MSH-RH, das Melanoliberin, die Freisetzung von Melanotropin (MSH) aus dem Hypophysenvorderlappen, wodurch die Pigmentierung der Haut verstärkt wird. Im Gegensatz dazu bewirkt das MSH-IH (MIH), das Melanostatin, als Gegenspieler von MSH-RG eine verminderte Ausschüttung von MSH aus dem Hypophysenvorderlappen.

2.2 magnozelluläres Kerngebiet

Im magnozellulären Kerngebiet werden dagegen nur ADH (Antidiuretisches Hormon) und Oxytocin gebildet. Die Axone der neurosekretorischen Zellen reichen hier über die Eminentia mediana hinaus bis in den Hypophysenhinterlappen, sodass diese Hormone über den Hypophysenstiel (Infundibulum) direkt neuronal in den Hypophysenhinterlappen (Neurohypophyse) gelangen können, wo sie gespeichert und nach Bedarf sezerniert werden (Kreutzig, 2007, S.208).

3 Hypophyse

Die Hypophyse (Hirnanhangsdrüse) wird in die Adenohypophyse und die Neurohypophyse untergliedert. Die Adenohypophyse setzt sich dabei aus dem Hypophysenvorderlappen, dem Trichterlappen und dem Mittellappen zusammen, der Hypophysenhinterlappen bildet die Neurohypophyse (Faber und Haid, 1995. S.112).

3.1 Hypophysenvorderlappen (Adenohypophyse)

In diesem Hypophysenabschnitt findet ebenfalls in spezifischen Zellen[2] die Produktion einer Vielzahl von Hormonen statt, die von den Steuerhormonen des

---

[2] Diese spezifischen Zelltypen können in Kleine und Rossmanith, 2007 auf S. 128 nachgelesen werden.

Hypothalamus (Inhibiting- und Releasinghormonen) gehemmt oder gesteigert werden. Sie gelangen über die Nervenbahnen und dann über ein Pfortadersystem (hypophysärer Portalkreislauf) aus dem Hypothalamus über den Hypophysenstiel in den Hypophysenvorderlappen (Adenohypophyse) um dort die Abgabe von untergeordneten Hypophysenhormonen auszulösen. Neben glandotropen Hormone, die direkt auf hormonproduzierende Drüsen (z.b. die Schilddrüse) in der Peripherie einwirken, werden hier auch drei Effektorhormone synthetisiert und ausgeschüttet, welche direkt an den entsprechenden Zielzellen wirken.

3.1.1 glandotrope Hormone (Vgl. Faber und Haid, 1995, S.116 & Kreutzig, 2007, S.208)

☑ Das hypophyseotrope Hormon CRH steuert die Sekretion von ACTH, dem adrenocorticotropen Hormon, das weiterführend die Nebennierenrinde zur Ausschüttung von Kortisol anregt.

☑ In ähnlicher Funktionsweise stimuliert TRH den Hypophysenvorderlappen zur Sekretion von TSH, dem thyreoideastimulierenden Hormon (Thyreotropin) und im weiteren Verlauf die Schilddrüse zur Bildung und Ausschüttung der Schilddrüsenhormone T3 und T4 anregt.

☑ Das Gn-RH, das Gonadoliberin, ist sowohl für die Ausschüttung von FSH, dem follikelstimulierenden Hormon, als auch von LH, dem luteinisierenden Hormon, verantwortlich. Diese wirken beide auf die männlichen und weiblichen Gonaden ein: FSH regt bei der Frau die Bildung von Östrogen und die Reifung der Eizellen im Eierstock an, während beim Mann die Sertoli-Zellen zur Spermatogenese anregt werden. LH dagegen unterstützt bei der Frau die Eireifung, den Eisprung und die Bildung des Gelbkörpers. Beim Mann fördert es die Spermienreifung, sowie die Erhöhung der Bildung und Abgabe von Testosteron aus den Leydig-Zwischenzellen des Hodens.

3.1.2 Biochemie und -synthese

Bei den Vorderlappenhormonen handelt es sich durchweg um Peptid- oder Proteohormone, die ihre Wirkung über Membranrezeptoren entfalten. Sie entstehen nach dem bekannten Muster der Proteinbiosynthese an Ribosomen des endoplasmatischen Retikulums der jeweiligen Zellen. Verschiedene Peptidhormone des Hypophysenvorderlappens (z.B. ACTH) entstehen dabei durch proteolytische

Spaltung aus einer gemeinsamen Vorstufe, dem aus 256 Aminosäuren aufgebauten Proopiomelanocortin (POMC).

3.1.3 Effektorhormone

☑ Prolaktin ist für das Wachstum, die Differenzierung und die Tätigkeit der Brustdrüsen verantwortlich. Es regt außerdem die Milchproduktion in den Brustdrüsen an.

☑ Ebenso wird das das Wachstumshormon STH, das somatotrope Hormon (Somatotropin), synthetisiert. Seine Ausschüttung wird von dem Somatotropin (growth hormone releasing hormone, GH-RH) und dem Somatoliberin reguliert, wobei über GH-RH und GH-IH eine Vielzahl von Faktoren fördernd und hemmend auf die Somatotropinausschüttung wirken (Vgl. Schmidt und Lang, 2007). Somatotropin erzielt die meisten Wirkungen über die Bildung von **IGF1** und **IGF2** (*insulin like growth factors*, frühere Bezeichnungen Somatomedine), die vor allem in der Leber gebildet werden. STH ist über diesen Wirkmechanismus durch seine anabole Wirkung für normales Wachstum unentbehrlich.

☑ Das MSH, das melanozyten-stimulierendes Hormon, hat Einfluss auf die Pigmentierung der Haut, indem es die pigmentbildenden Melanozyten beeinflusst. Es wird sowohl im Vorder- als auch im Mittellappen gebildet.

3.2 Hypophysenhinterlappen (Neurohypophyse)

Anatomisch gesehen besteht der Hypophysenhinterlappen ausschließlich aus den Axonen neurosekretorischer Zellen des Hypothalamus, welche spezifische Effektorhormone bilden. Diese wandern, an Proteine gebunden, in Form feinster Tröpfchen, die Axone entlang in den Hinterlappen um hier bei Bedarf durch Exozytose in die Blutbahn ausgeschieden zu werden (Faber und Haid, 1995. S.120). Dieser Mechanismus ist funktionell notwendig, da der Hypothalamus seine Effektorhormone nicht alleine freisetzen kann: Sie würden sie Blut-Hirn-Schranke nicht überwinden und im Hypophysenstiel ohne Aufgabenerfüllung enden. Die Effektorhormone werden daher im Hypophysenhinterlappen zwischengelagert, da im Bereich der Neurohypophyse die Blutkapillaren fensterartige Öffnungen haben, durch die die Hormone in die Blutbahn gelangen können (Vgl. Kleine und Rossmanith, 2007, S. 129). Die Blut-Hirn-Schranke wird hier wie in der Eminentia mediana durchbrochen.

Es kann konstatiert werden, dass der Hypophysenhinterlappen nur „Depot- und Abgabeorgan für [Effektor]Hormone, der neurosekretorischen Zellen des Hypothalamus" (Faber und Haid, 1995. S.120) und keine endokrin tätige Hormondrüse ist, die Hormone bildet.

Im Hypothalamus werden die beiden Nonaopeptide Oxytozin und ADH (Adiuretin, Antidiuretisches Hormon, Vasopressin) gebildet, die dann über axonalen Transport in den Hypophysenhinterlappen transportiert und dort bei Bedarf ausgeschüttet werden (Neurosekretion).

- ☑ Oxytozin dient vor allem der Reproduktion und fördert die Kontraktion der glatten Muskulatur von Uterus (Geburt, Orgasmus) und Brustdrüse (beim Stillen).

- ☑ ADH ist dagegen ein Peptidhormon mit wichtiger Rolle bei der Regulierung des osmotischen Drucks und des Flüssigkeitsvolumens des Körpers. Es fördert die Rückresorption von Wasser aus den Harnkanälchen der Nieren in das Blut, indem die Wasserpermeabilität im distalen Tubulus und im Sammelrohr gesteigert wird. Die Harnkonzentrierung steigert, womit das Harnvolumen sowie der osmotische Druck sinken. Stimuliert wird die ADH-Ausschüttung vor allem durch Hyperosmolarität[3] und Hypovolämie[4] (Vgl. Schmidt und Lang, 2007).

4   Hormondrüsen

Wie beschrieben stehen an letzter Stelle der Hormonhierarchie die Effektorhormone der peripheren Hormondrüsen, die direkt auf ein Erfolgsorgan wirken und durch die Ausschüttung glandotroper Hormone aus dem Hypophysenvorderlappen stimuliert werden: Die Hoden schütten Testosteron, die Eierstöcke Östrogene und die Schilddrüse Thyroxin aus. In der Nebennierenrinde kommt es zur Bildung und Ausschüttung der Nebennierenrindenhormone, welche ebenfalls wie erläutert unter der Kontrolle von Hypothalamus und Hypophyse steht: Im Hypothalamus wird das CRH (Corticotropin-Releasinghormon) gebildet, dass die Hypophyse zur

---

[3] Messung der Osmolarität, Zellschrumpfung führt in den Neuronen des Hypothalamus zur Aktivierung von unselektiven Ionenkanälen, die bei normalem
Zellvolumen durch die Dehnung der Zellmembran gehemmt werden.
[4] Registrierung des Blutplasmavolumens durch Dehnungsrezeptoren im linken Vorhof registriert, Eine Zunahme des Vorhofdrucks hemmt, eine Abnahme des Vorhofdrucks fördert die Ausschüttung von ADH.

Ausschüttung von ACTH (Adrenocorticotropes Hormon) stimuliert. ACTH fördert das Wachstum der Nebennierenrinde und stimuliert die Synthese von Mineralcorticoiden[5], von Sexualhormonen[6] und hauptsächlich von Glucocorticoiden[7] (Glukokortikosteroide), deren wichtigster Vertreter das Kortisol ist.

Eine Steuerung der Sekretion findet auf jeder Stufe durch positive bzw. negative Rückkopplungsschritte statt, die im Folgenden überblicksartig dargestellt werden sollen.

5   Regulation der Sekretion durch positives und negatives Feedback

Die Sekretion der Vorderlappenhormone wird durch die Hypothalamushormone gesteuert, die wiederum durch die Effektorhormone der untergeordneten peripheren Hormondrüsen (Feedback) und durch Umwelteinflüsse beeinflusst werden. Dieser Regulationsmechanismus wirkt über drei negative bzw. positive Feedback-Schritte:

☑ Bei einem zu niedrigen Hormonspiegel, wird der Hypothalamus zur Freisetzung von Releasing-Hormonen angeregt.

☑ Wenn daraufhin der Spiegel an glandotropen und Effektorhormonen steigt, erfolgt über die Rückkopplung die Einstellung der Releasing-Hormon Freisetzung.

☑ Ebenso vermindert eine erhöhte Effektorhormonkonzentration die Ausschüttung glandotroper Hormone aus dem Hypophysenvorderlappen.

Schlussfolgernd kann festgestellt werden, dass für diejenigen Hormone des Vorderlappens, deren Sekretion durch Hormone untergeordneter Drüsen gehemmt wird (FSH/LH, ACTH, TSH) nur Releasing-Hormone bekannt, während für die Regulation der anderen noch weitere Regulationsmechanismen deren Ausschüttung bzw. Hemmung bewirken kann: So stimuliert bspw. die Aufnahme bestimmter Aminosäuren die Ausschüttung des Wachstumshormons STH, während hohe Glukosespiegel und hohe Somatomedinspiegel dies hemmen. Die Hemmung der Sekretion erfolgt bei diesen Hormonen zusätzlich über hypophyseotrope Inhibiting-Hormone, welche die Sekretion glandotroper und Effektorhormone ebenso mindert (Faber und Haid, 1995. S.118).

---

[5] Bildung in der Zona glomerulosa der Nebennierenrinde
[6] Bildung in der Zona reticularis der Nebennierenrinde
[7] Bildung in der Zona fasciculata der Nebennierenrinde

6   Abbildungsverzeichnis

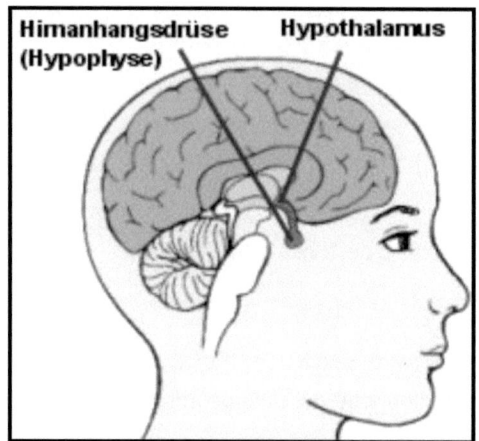

Abb.1:
http://www.med4you.at/laborbef
unde/lbef2/hyp_hyp_small.gif

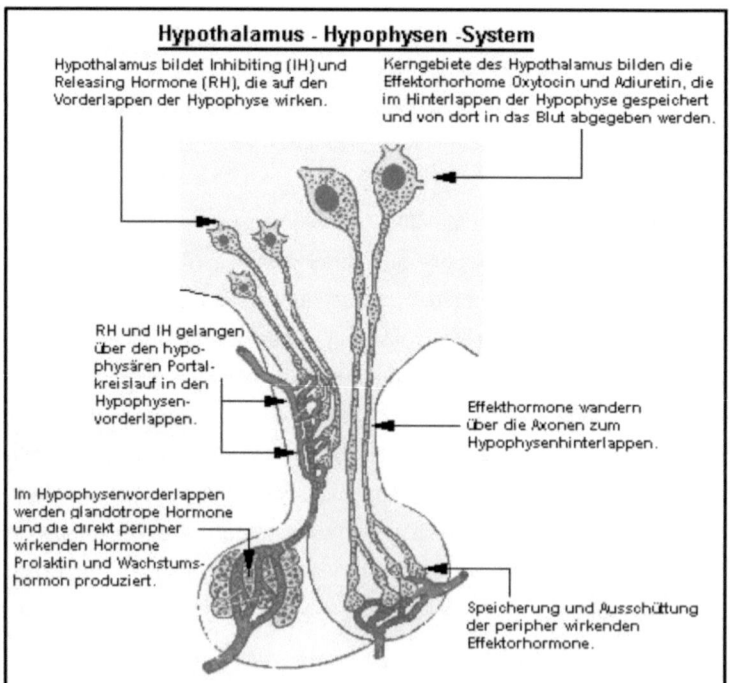

Abb.2:
http://www.medizinfo.de/endokrinologie/anatomie/hypo.htm#ht_hp_system

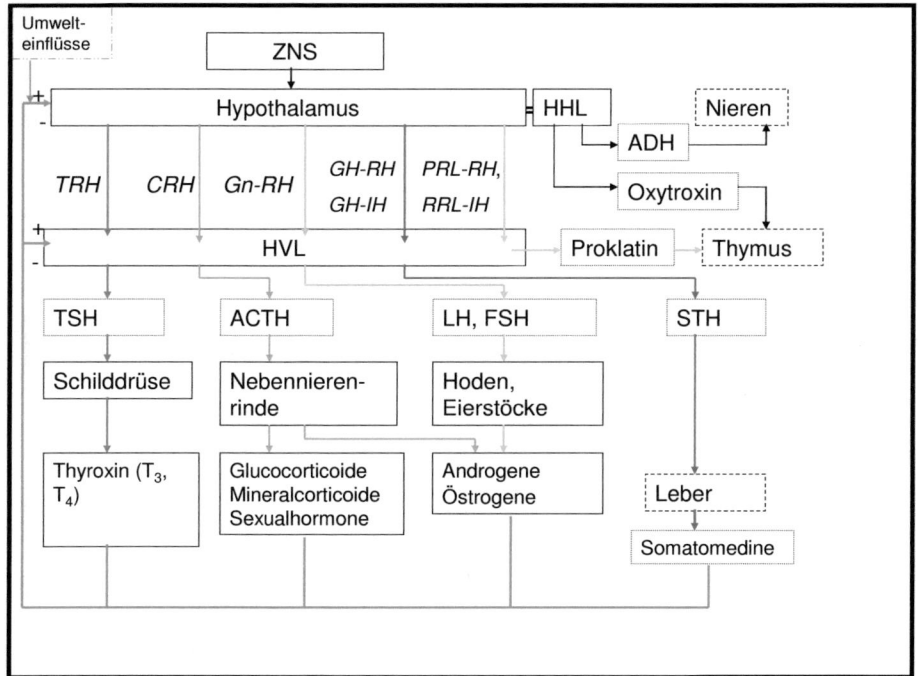

Abb.3: eigene Darstellung nach Hollmann und Strüder (2009)

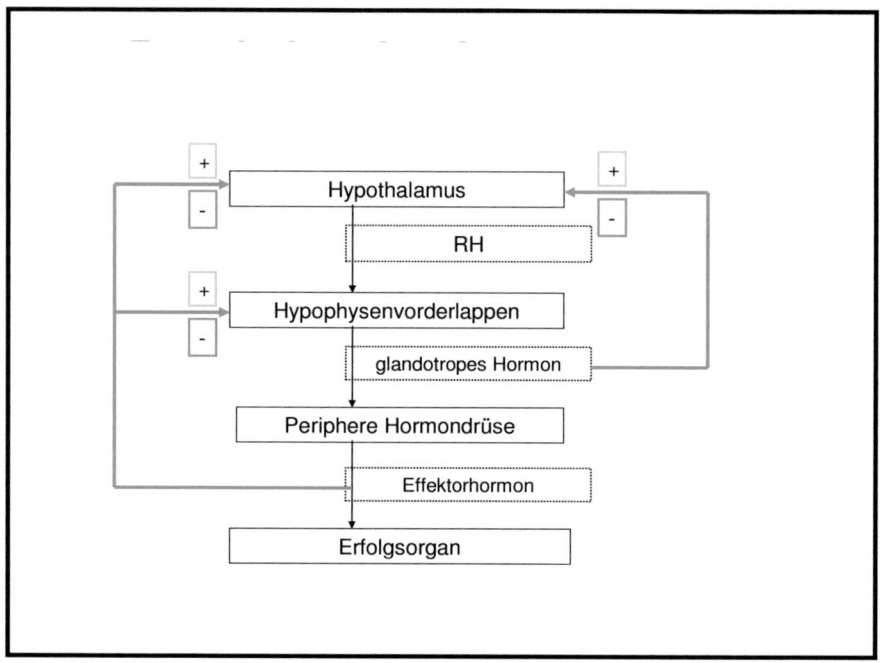

Abb.4: Hormoneller Regelkreis aus Kreutzig, 2006, S. 2006.

7   Literaturverzeichnis

Faber, H. v. und H. Haid (1995): Endokrinologie. 4. Auflage. Stuttgart: Ulmer.

Hildebrandt, H. (1994): Pschyrembel. Medizinisches Wörterbuch. Berlin: de Gruyter.

Hollmann, W. und Strüder, H. (2009): Sportmedizin. Grundlagen für körperliche Aktivität, Training und Präventivmedizin. 5. Auflage. Stuttgart: Schattauer.

Kleine, B. und Rossmanith, W. (2007): Hormone und Hormonsystem. Eine Endokrinologie für Biowissenschaftler. Berlin: Springer.

Kreutzig, T. (2006): *Kurzlehrbuch Biochemie.* 12. Auflage. München: Urban & Fischer.

Online-Ressourcen

Schmidt, R. und F. Lang (2007): Physiologie des Menschen. Online im Internet: URL: http://www.springerlink.com/content/n129ug3347568226/fulltext.pdf (Zugriff: 03.01.2011; 19.07 Uhr).

http://www.medizinfo.de/endokrinologie/anatomie/hypo.htm#ht_hp_system (Zugriff: 04.01.2011, 12.05 Uhr).

http://www.med4you.at/laborbefunde/lbef2/hyp_hyp_small.gif (Zugriff: 04.01.2011, 12.45 Uhr).

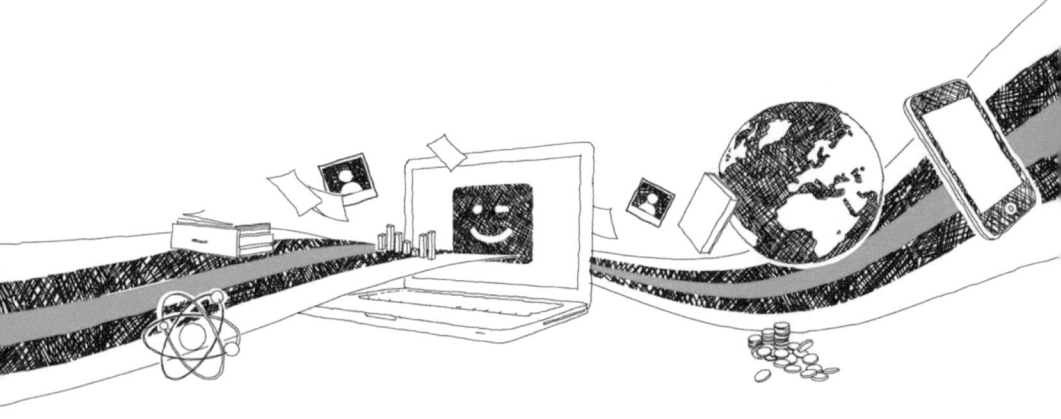
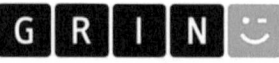